PRÉCEPTES

SUR LA

Médecine par les Vapeurs,

PUISÉS EN GRANDE PARTIE

Dans les Ouvrages du Docteur RAPOU,

Reproduits par **LABBÉE,** Médecin à. Rheims,

PROPRIÉTAIRE ET DIRECTEUR DE L'ÉTABLISSEMENT DE BAINS ET DOUCHES
DE VAPEURS, DOUCHES D'EAU DESCENDANTE
ET ASCENDANTE, etc.,

RUE DE PIERROIS, 39.

RHEIMS,

IMPRIMERIE DE E. LUTON,

PLACE ROYALE, 1.

1843

Tandis que la malveillance se plaît, depuis long-temps, à faire courir le bruit que j'ai cédé ou vendu mon établissement de bains et douches de vapeurs, je m'occupais au contraire à améliorer, à perfectionner mes appareils, de manière à pouvoir remplir un bien plus grand nombre d'indications que lorsque j'ai commencé à les faire administrer à Rheims. L'expérience que j'ai acquise dans l'espace de neuf années que je dirige ces sortes de traite-ments, m'a démontré, comme elle l'avait démontré à d'autres praticiens avant moi, hommes tout-à-fait compétents, que les bains et douches de vapeurs ne peuvent être convenablement administrés que sous la direction d'un médecin qui y apporte ses soins, ses connaissances, qui d'ailleurs ne peuvent s'acqué-rir que par une longue expérience ; d'où il résulte que toutes per-sonnes étrangères à l'art de guérir, qui voudront s'ingérer d'ad-ministrer ou de faire administrer des bains et douches de va--peurs, seront toujours sujettes à des erreurs plus ou moins graves, qui compromettront infailliblement la médecine par les vapeurs, appelée d'ailleurs, étant bien administrée, à rendre tant et de si grands services à l'humanité souffrante.

Fondateur d'un établissement de bains et douches de vapeurs, etc., à Rheims, et voulant mener mon œuvre à bonne fin, je viens en conséquence d'y apporter une large amélioration, en faisant construire de nouveaux appareils fumigatoires offrant un système complet de fumigation; enfin ces appareils, tels qu'ils sont, permettent d'administrer, par l'absorption cutanée (de la peau) et sous forme gazeuse, toutes substances médicamenteuses susceptibles de se dissoudre dans l'eau réduite en vapeurs, ou de se vaporiser dans le calorique, c'est-à-dire en vapeurs simples ou composées, humides ou sèches, dans les nombreuses affections qui réclament l'usage de ces puissants moyens. On peut administrer douches, bains à mi-corps, bains jusqu'au cou et même jusque par-dessus la tête, la figure seule exceptée, de sorte que les malades peuvent sans difficulté respirer l'air extérieur : de cette manière, ils jouissent de tous les avantages des bains russes, et ne sont assujettis à aucun de leurs inconvénients.

Voulant aussi donner plus d'extension à mon établissement, afin qu'il pût offrir le plus de ressources possible à la société, et éviter par là à mes concitoyens l'obligation de quitter leurs affaires et souvent leurs affections les plus chères, pour aller à Paris ou ailleurs pour y faire usage d'un moyen thérapeutique que je puis leur procurer ici, j'ai à cet effet fait construire des appareils à douches ascendantes et descendantes d'eau chaude ou froide, ou chargée de principes médicamentaux, selon les indications qui se présentent à remplir.

On fait aussi un fréquent usage dans mon établissement, comme moyens auxiliaires, des lotions, frictions, massage et flagellation.

Le mode d'action des vapeurs étant généralement très-mal compris, je crois rendre un vrai service à la société en lui donnant quelques notions, qui pourront la prémunir contre une foule d'erreurs dans lesquelles elle pourrait tomber. Toutefois, bien qu'une longue expérience m'ait fourni assez de matériaux pour pouvoir en faire un gros livre, je préfère les emprunter à un praticien d'un mérite distingué, à un auteur bien connu du monde médical, au docteur Rapou enfin, qui a tant et si bien écrit sur la médecine par les vapeurs.

J'aurais pu, en parlant des ouvrages du docteur Rapou sur

la médecine par les vapeurs, rapporter un très-grand nombre
de cures surprenantes, de maladies qui avaient résisté à tous les
traitements imaginables ; j'ai moi-même ici un assez grand nombre de cas non moins étonnants, qui avaient résisté à des traitements très-méthodiques, et qui ont cédé comme par en-
chantement à la thérapeutique des vapeurs. Mais, attendu que le
chapitre des cures extraordinaires m'entraînerait fort loin, je
préfère ne rien dire de plus, vu que d'ailleurs l'efficacité de la
méthode fumigatoire n'est contestée aujourd'hui par aucun praticien instruit et de bonne foi.

PRÉCEPTES
Sur la Médecine par les Vapeurs,

PUISÉS EN GRANDE PARTIE DANS LES OUVRAGES DU DOCTEUR RAPOU,

Reproduits par **LABBÉE**, Médecin à Rheims, Propriétaire et Directeur de l'Etablissement de Bains et Douches de Vapeurs, Douches d'eau descendante et ascendante, etc., rue de Thillois, 39.

Les médecins de tous les temps, voulant éviter autant que possible les inconvénients attachés à l'administration de certains remèdes à l'intérieur, ont cherché à les introduire par la peau, qui a la propriété d'absorber les substances fluides ou extrêmement divisées avec lesquelles on l'a mise en contact. Pour que cette fonction s'exerce avec facilité et qu'on puisse compter sur l'action qu'on veut produire, il faut que la peau soit exposée à une certaine température, que le médicament ait acquis la plus grande divisibilité possible, et qu'il soit employé sans aucun mélange, qui en altère toujours plus ou moins les propriétés. On parvient à ce triple but en administrant les remèdes sous forme gazeuse : c'est ce qu'on entend par bains de vapeurs.

On agit sur l'économie, dans l'intention de prévenir ou combattre les maladies, soit en déterminant sur la peau certains effets immédiats au moyen des vapeurs, soit en administrant, par l'absorption cutanée et à l'état gazeux, toutes les substances médicamenteuses susceptibles de se dissoudre dans l'eau ou de se vaporiser dans le calorique.

Quelqu'avantageuse que soit une méthode, elle trouve toujours des contradicteurs ; et, puisque dans ce siècle les opinions des hommes les plus désintéressés prennent leur source dans l'intérêt, je m'attends bien qu'elle en aura encore davantage. Je n'ignore pas non plus que les gens à préjugés et ceux qui ne sont point au niveau de la science blâment, condamnent même l'usage d'une médication dont ils ne veulent ou ne peuvent point apprécier l'utilité. Mais que peuvent les efforts réunis de l'ignorance, de la routine et de la cupidité contre une méthode sanctionnée par l'expérience de longues années, de nombreux et d'étonnants succès, et par le suffrage des hommes du plus haut mérite? D'ailleurs, comme le dit M. Gilibert dans son compte-rendu des travaux de médecine : Quand une méthode est réellement très-efficace, elle ne peut manquer de se propager, malgré les petites résistances de l'intérêt personnel et de l'ignorance. Telle est la thérapeutique des bains de vapeurs déjà adoptés dans la plupart des grandes villes, et dont l'expérience a suffisamment publié les bienfaits.

Mais s'il est des médecins qui ne voient dans la pratique de la médecine qu'une mine à exploiter à leur profit, il en est d'autres aussi qui, exerçant l'art de guérir avec toute la délicatesse, toute la dignité qu'exige cette noble profession, accueillent avec empressement, mais non sans un mûr examen, tout ce qui peut les conduire au but qu'ils se proposent : soulager et guérir les maux de leurs semblables. C'est à ces vrais philantropes, c'est à ces hommes éclairés, honnêtes et de bonne foi, que je présente les réflexions contenues dans ce mémoire, et les résultats de l'expérience qu'ils m'ont aidé à acquérir sur l'emploi des vapeurs dans le traitement de la plupart des infirmités humaines.

Il en est des bains et des douches de vapeurs comme des autres moyens de l'art : on n'en retirera de très-grands avantages qu'autant qu'on sera convenablement dirigé dans leur administration ; la majeure partie des malades ne le sont pas, le sont mal ou ne veulent pas l'être. Quelques-uns, dans l'appréhension mal fondée de leur action échauffante, prennent alternativement un bain de vapeurs et un bain liquide, qui agissent, comme on le sait, d'une manière bien différente, et détruisent par celui-ci l'effet que le premier aurait pu produire. D'autres, dans la crainte de s'affaiblir, mettent deux ou trois jours d'intervalle entre chaque fumigation, et rendent ainsi leur effet presque nul. Ceux qui veulent être guéris dès les premiers jours, et qui n'éprouvent au bout de trois ou quatre qu'un léger amendement, en abandonnent l'usage ; car il est de l'inconstance et de l'injustice de l'homme d'exiger des miracles des moyens utiles et peu coûteux dont il dispose aisément, tandis qu'il use avec la plus grande persévérance, quelquefois même pendant plusieurs années, le plus souvent sans succès, de ceux qu'il va chèrement se procurer au loin.

Il règne aussi parmi le peuple certains préjugés que les détracteurs de la médecine par les vapeurs ne manquent pas non plus de propager de tout leur pouvoir, et à la faveur desquels ils parviennent à éloigner un grand nombre de malades de l'usage d'un moyen qui serait peut-être le seul qui pût leur rendre la santé, adoucir ou prolonger leur existence. Mais les passions ont beau s'agiter, il en sera de l'atmidiatrique comme de la vaccine et autres moyens utiles : tout cède à la marche, trop lente sans doute, mais toujours sûre de l'expérience, qui présente la vérité sous un jour d'autant plus avantageux qu'on a eu plus de peine à l'apercevoir, et force enfin la confiance.

Les bains de vapeurs font suer sans doute, et c'est de tous les moyens connus celui qui détermine le plus sûrement et le plus promptement cet effet, auquel on n'a peut être que trop rarement recours. Mais ils ne font suer qu'autant qu'on le veut bien, car il est aussi facile de régler leur action sudorifique que d'en graduer la température. Quant au reproche de porter le sang à la tête, il est formellement démenti par l'observation ; il n'y a que l'ignorance des personnes qui les croient fondés, et l'intention de celles qui les inventent ou les propagent.

Douches de Vapeurs.

Parmi les moyens qui offrent à l'homme les plus puissants secours contre les nombreuses infirmités qui l'assiégent, les douches de vapeurs tiennent incontestablement le premier rang. Un grand nombre d'affections, qui résistent opiniâtrement à tous les traitements imaginables et les plus savamment combinés, cédent avec une facilité surprenante à l'action des douches de vapeurs, et plusieurs de mes concitoyens doivent à leur usage la guérison de maladies réputées incurables, et la santé dont ils jouissent. Ne doit-on pas justement s'étonner qu'elles aient été négligées au point qu'il n'en soit pas même question dans les principaux ouvrages de matière médicale, et que la plupart des médecins n'en aient aucune idée?

Les douches de vapeurs exaltent vivement les propriétés des organes sur lesquels on les dirige, et en activent les fonctions. Leurs effets immédiats sont relatifs à leur température, à leur durée et à la nature des substances dont elles sont composées. Elles déterminent un mouvement très-brusque du dedans au dehors, et l'abord des fluides sur le point où elles agissent. Cette partie est bientôt rouge, douloureuse, accroît sensiblement de volume, et devient le siége d'un mouvement fébrile plus ou moins remarquable. Si l'on prolongeait trop l'action de la vapeur, elle soulèverait l'épiderme, et pourrait même désorganiser tout-à-fait la peau. On peut donc, par ce moyen, produire à volonté l'excitation, la rubéfaction, l'effet vésicant et caustique.

Pouvant modérer comme on le désire l'action de la vapeur, la douche est surtout très-avantageuse lorsqu'on veut exciter fortement les propriétés vitales sur une certaine étendue de la peau, et particulièrement dans quelques régions où il pourrait être difficile et même dangereux de l'entreprendre par les moyens ordinaires, tels que les frictions alcalines, les épispastiques, l'insolation, la chaleur sèche et autres rubéfiants.

Les douches de vapeurs sont employées avec le plus grand succès dans le rhumatisme chronique, la sciatique, la paralysie, les engorgements divers, les tumeurs lymphatiques, les raideurs articulaires, les rétractations des muscles, les ulcères atoniques, certaines espèces de dartres, les dépôts froids, etc., etc. Je pourrais citer ici un grand nombre de cures extraordinaires opérées par ces moyens pris dans ma pratique et celle de quelques-uns de mes confrères.

Il est un autre mode d'application de la vapeur que j'emploie fréquemment et toujours avec de nouveaux avantages : c'est par aspersion , c'est-à-dire, en dirigeant la vapeur simple ou composée, sortant avec beaucoup de force du tuyau de la douche , alternativement et avec plus ou moins de vitesse, sur tout le corps ou quelques parties seulement. Cette opération, qu'on prolonge plus ou moins, peut être précédée, accompagnée ou suivie , ainsi que les bains par encaissement et les douches ordinaires, de frictions, flagellation ou massage.

Les bains de vapeurs portent au dehors, produisent un mouvement du centre à la circonférence, une sorte de raréfaction et d'épanouissement du tissu cellulaire et de la peau sur laquelle les fluides se dirigent, et qui se trouve conséquemment dans l'état le plus convenable à l'exercice de ses fonctions. La vapeur s'insinue dans le corps par les extrémités béantes des vaisseaux inhalants qui s'ouvrent à sa surface ; elle excite leurs tuniques , augmente le mouvement des liquides et la souplesse des organes.

Il semblerait qu'au sortir d'un bain de vapeurs très-chaudes, on dût être sensible à l'action du moindre froid ; mais l'expérience prouve qu'après une vive excitation, qui double la vie en accélérant de beaucoup la circulation générale , et lorsque le mouvement de réaction du centre à la circonférence est fortement établi, on peut s'exposer à un froid très-rigoureux, sans en éprouver d'impressions désagréables , ni la moindre incommodité. Aussi, est-ce pour cette raison que les Russes se plongent impunément dans la neige ou l'eau à la glace , en sortant d'une étuve de 4o à 5o degrés de Réaumur. Ce fait peut tranquilliser ceux qui craindraient quelques résultats fâcheux de l'impression de l'air à la suite d'un bain de vapeurs pris dans une saison froide.

L'espèce de fluxion que détermine sur la peau l'action de la vapeur, principalement si le bain a été précédé ou suivi de frictions , dure plusieurs heures en s'affaiblissant graduellement , de sorte que l'impression du froid est d'autant moins sensible qu'on est sorti depuis moins de temps de l'étuve. Il est même à remarquer que les frictions avec la neige , les aspersions avec l'eau froide, que pratiquent les Russes au sortir de l'étuve, augmentent encore l'excitation de la peau : on peut donc, dans certains cas, retirer d'heureux effets de cette pratique.

Sans vouloir préconiser une méthode si contraire à nos préjugés, j'observerai cependant que les aspersions d'eau froide et les frictions glaciales après le bain de vapeur, et notamment après la douche, peuvent être employées avec beaucoup d'avantages.

On retire de cette méthode perturbatrice les plus heureux effets, dans tous les cas où il faut imprimer à l'organe malade de vives secousses , pour changer ou accroître son mode de sensibilité et activer ses fonctions. Depuis très-long-temps le docteur Amard l'emploie dans sa pratique, et toujours avec le plus grand succès. Il y a constamment recours dans les tumeurs indolentes , les engorgements lymphatiques , les rhumatismes chroniques, etc. Ces transitions brusques du chaud au froid, ces alternatives d'épanouissement et de resserrement, d'action et de réaction , réveillent la nature, régularisent ses mouvements, et appellent les forces de la vie sur la partie où on les détermine.

Les peuples du Nord et de l'Orient connaissent à peine d'autres médecines que les bains de vapeurs, et l'on doit attribuer à l'emploi de ce moyen, et la santé dont ils jouissent, et l'absence chez eux de certaines maladies, comme la goutte , le rhumatisme, la plupart des affections nerveuses , etc. , si communes dans nos contrées depuis qu'on en a abandonné l'usage. Les Européens transplantés dans ces climats ne négligent point cette pratique à laquelle ils se livrent comme les naturels du pays, et avec les mêmes succès.

Les anciens disaient avec raison que les bains de vapeurs prolongeaient la vie en donnant à l'esprit et au corps plus d'énergie et de vigueur. En effet, un moyen qui maintient constamment la peau dans les dispositions qui lui sont le plus favorables, qui établit un juste équilibre entre les humeurs, répartit également les pro-

priétés vitales sur tout le système, donne aux puissances loco-
motrices plus de force, de souplesse et d'agilité, qui entretient
enfin l'harmonie entre les diverses fonctions de l'économie, ne
peut manquer de retarder la vieillesse physique et morale. Aussi
n'est-il pas rare de voir en Turquie, en Egypte, et surtout en
Russie, où les centenaires abondent, des hommes extrêmement
avancés en âge, sains, robustes et jouissant de la plénitude de
leurs facultés.

Quel parti la médecine ne doit-elle pas retirer des bains de
vapeurs par encaissement, au moyen desquels on a l'avantage
d'exciter, de modifier la transpiration, et d'administrer, par l'absorption cutanée, non-seulement les remèdes qu'on fait prendre
à l'intérieur, mais encore ceux que le médecin prudent n'ose employer par cette voie !

On peut composer les fumigations de toutes les substances
qui possèdent quelques principes dont l'eau réduite en vapeurs
peut se charger, ou qui se réduisent au gaz par le calorique. De
ce nombre, celles dont on fait le plus fréquemment usage, et
desquelles on retire le plus d'effets, sont : le vin, le vinaigre,
l'alcool, les plantes aromatiques et vireuses, les bains de genièvre,
le benjoin, le succin, le musc, l'assa-fœtida, l'opium, le cam-
phre, le soufre, le sulfure de potasse, les différentes préparations mercurielles, et notamment le cinabre ou sulfure rouge
mercure, le gaz hydrogène sulfuré, etc. On peut employer ces
diverses substances isolément, en combiner plusieurs, ou les
faire succéder en plus ou moins grand nombre, suivant les indications qu'on se propose de remplir.

Toutes les saisons de l'année sont également propres à l'administration des bains de vapeurs. Il me semble cependant que,
comme moyens hygiéniques ou préservatifs, ils doivent être particulièrement employés pendant l'automne et l'hiver, époques où
les forces vitales se concentrent dans les parties profondes, où
l'exhalation cutanée est moins abondante, la peau dans un état
de sécheresse et de resserrement, et où les maladies qui dépen-
dent du trouble des fonctions de cet organe sont les plus fré-

quentes. Par les raisons contraires, le printemps et l'été me paraissent devoir être plus spécialement réservés à l'emploi des bains de vapeurs comme moyen curatif. Mais cette distinction est plutôt fondée sur le raisonnement que sur l'expérience, car je puis affirmer que j'ai employé les bains de vapeurs, soit généraux ou par encaissement, pour des cas à peu près semblables, dans tous les temps de l'année, et que j'en ai toujours obtenu, à peu de chose près, les mêmes résultats.

Les vapeurs, convenablement administrées, modifient, exaltent, affaiblissent, répartissent également les propriétés vitales, activent, modèrent et régularisent les fonctions. Elles doivent donc être très-avantageusement employées dans le traitement de la plupart des maladies, puisque toutes sont le résultat de l'inégale distribution des forces de la vie, d'une irritation fixée sur une partie, d'un changement quelconque dans le mode de vitalité d'un ou de plusieurs organes, et d'un défaut d'harmonie ou d'équilibre entre leurs fonctions.

Le traitement par les vapeurs est, de nos jours, celui qu'on oppose avec le plus d'avantage aux nombreuses affections chroniques essentielles de la peau.

Les dartres, qui offrent au médecin, surtout dans nos climats, une source féconde et inépuisable d'observations, sont des altérations organiques de la peau qui diffèrent essentiellement entr'elles, quoiqu'elles aient cependant un grand nombre de caractères généraux d'analogie. Ces affections, contre lesquelles ont successivement échoué une foule innombrable de remèdes dont la recherche a coûté tant de veilles et de peines inutiles aux médecins de tous les siècles, et l'emploi, la santé et la vie à tant d'hommes ; ces affections, jusqu'à nos jours l'écueil de l'art, guérissent presque toutes sans autres secours que les bains de vapeurs.

Mais ces moyens exigent d'autant plus de soins dans leurs applications, d'habitude et de prudence de la part de celui qui les administre, que les maladies de nature et d'espèce très-différentes pour lesquelles on les emploie, ont entr'elles plus de rapports extérieurs, et peuvent conséquemment être plus facilement confondues par l'œil peu exercé. Aussi, parce que le traitement des dartres est presque entièrement livré à des gens étrangers à la médecine, et qui exerçent néanmoins paisiblement l'art de guérir, est-on encore bien éloigné de retirer des vapeurs appliquées aux affections herpétiques tous les avantages qu'on doit attendre de ce remède, le plus efficace qu'on puisse leur opposer.

Les dartres nécessitent autant de modifications dans l'espèce, la composition et la direction des bains de vapeurs, qu'elles présentent d'indications différentes à remplir.

Non-seulement on ne peut diriger contre les affections cutanées de traitement plus efficace que celui par les vapeurs, mais on parvient encore à guérir par cette méthode un grand nombre d'autres maladies, qui ne cèdent qu'avec plus ou moins de difficulté, et même quelquefois résistent tout-à-fait aux autres moyens de l'art. D'après les résultats de mon expérience et l'opinion d'un des plus célèbres praticiens de la capitale, je suis fondé à croire que les vapeurs sont peut-être plus utiles encore dans les maladies des organes profonds que dans celles qui se manifestent sur la peau.

« C'est sur les avantages de l'excitation cutanée (M. NACQUART, *Mémoire sur l'appréciation physiologique des symptômes de maladies*), et avec elle de l'accrétion de l'exhalation, qu'est fondée l'administration des bains de vapeurs. Ces étuves, dont l'action souvent salutaire, toujours non équivoque, ne saurait être révoquée en doute, ont reçu de notre temps une grande faveur. On doit y voir en quelque sorte une transplantation des bains russes (avec cependant de bien grandes modifications). Si je ne consultais, pour les juger, que les résultats fournis par ma pratique, je dirais, contre l'opinion générale, qu'ils sont peut-être plus utiles encore dans les affections des organes intérieurs que dans celles dont la peau est le siége. Deux catarrhes pulmonaires déjà chroniques, dont l'un surtout prenait un caractère alarmant, ont cédé à l'usage de ces bains. Une cardialgie rhumatis-

male a été guérie. Une habitude hypocondriaque, chez un offi-
cier long-temps exposé aux intempéries de l'air dans les climats les plus opposés, a reçu de leur emploi une amélioration
que l'on pourrait regarder comme une guérison ; la teinte noire
des idées surtout a disparu. »

Le rhumatisme chronique et ses différentes modifications, la
sciatique, le lombago, etc., cèdent presque constamment à l'u-
sage méthodique des vapeurs.

Beaucoup de médecins n'osent encore opposer les vapeurs
au rhumatisme aigu, quoique l'expérience constate journellement leur utilité dans le traitement de cette maladie. M. Janson
est un des premiers qui les ait employées dans ces cas et avec un
succès extraordinaire.

Le rhumatisme, qui se porte spécialement sur les membres
et détermine un gonflement inflammatoire et toujours très-dou-
loureux des articulations, ou ce que l'on nomme rhumatisme
goutteux, résiste à presque tous les traitements imaginables,
excepté aux bains et notamment aux douches de vapeurs.

La goutte, dont aucun moyen connu ne peut pour ainsi dire
modérer la violence, et moins encore retarder ou prévenir les
accès, la goutte proclame les heureux effets de cette salutaire
médication. « J'ai vu, dit Marcard en parlant de cette maladie,
des cas où elle s'était jetée avec tant de violence sur les genoux
et sur les articulations des bras, qu'il en serait certainement ré-
sulté ankilose, si cet accident n'eût été prévenu par l'usage des
bains de vapeurs. »

De tous les moyens employés contre les maladies nerveuses,
ce sont les bains de vapeurs qui offrent les résultats les plus
avantageux. Les femmes turques sont moins sujettes à l'hystérie,
aux palpitations, aux convulsions et autres affections spasmo-
diques que celles des autres climats et principalement les Fran-
çaises, ce que Timony attribue à l'usage qu'elles font des bains
de vapeurs, dont elles ne peuvent se passer pendant plusieurs
jours sans être incommodées.

On ne peut contester l'efficacité des vapeurs dans les affections du système lymphatique. Une multitude d'engorgements superficiels et profonds, de tumeurs variées, d'obstructions plus ou moins manifestes des viscères abdominaux, etc., ont été guéris par cette méthode, dont MM. Viriul, Sainte-Marie, Bouchet et Gilibert, ont été les premiers à reconnaître l'utilité et à conseiller l'usage dans les hydropisies qui surviennent fortuitement chez les sujets d'ailleurs bien portants et robustes, ou à la suite d'une suppression subite de la transpiration. J'en ai obtenu les plus heureux effets.

Elle est également indiquée dans les maladies vénériennes. Si le mercure guérit les affections siphilitiques par une propriété qui nous est inconnue, il est incontestablement démontré que quelques-unes cèdent à l'usage des sudorifiques, qui n'agissent point comme spécifiques, mais bien en provoquant la sueur. Pour déterminer cet effet, quel moyen plus efficace que les bains de vapeurs !

Timony a raison d'attribuer à leur usage la rareté des maladies vénériennes et la bénignité de leurs symptômes dans l'Orient.

Lorsqu'un virus quelconque, tel que le scrophuleux, le dartreux, le scorbutique, etc., co-existe avec la siphilis, on tenterait quelquefois vainement l'usage des remèdes ordinaires. Les bains de vapeurs, unis aux décoctions sudorifiques, sont les-seuls moyens à l'aide desquels on puisse obtenir une guérison sûre. Ils appellent les fluides à la peau et augmentent la transpiration, qui est l'émonctoire dont la nature se sert pour chasser au dehors ce principe de destruction.

Tout le monde sait avec quel succès le professeur Chaussier employait les bains de vapeurs dans le traitement des douleurs vagues, bouffissures, engorgements ou empâtements du tissu cellulaire, ou autres maladies qui surviennent à la suite des couches, et que le peuple attribue à un lait répandu. L'expérience m'a prouvé que ces affections résistent rarement à l'usage de ces moyens. Sanchès dit qu'il n'est pas nécessaire de persuader les femmes russes d'user des bains de vapeurs après leurs couches ; il observe avec raison qu'il serait à souhaiter que toutes les femmes de l'Europe en usassent de même : elles s'épargneraient bien des souffrances et des maladies chroniques, et conserveraient leur beauté, leurs grâces et leurs dents. On peut ajouter que, pendant la grossesse, elles ne peuvent employer un meilleur moyen pour relâcher, détendre la peau, prévenir les gerçures et les rides, et se disposer à un heureux accouchement.

Attumonelli prescrit encore la douche dans le raccourcissement des membres dont les muscles, tourmentés par une irritation continue, ont leurs fibres dans un état permanent de contraction. Dans les flexions permanentes des membres, les tumeurs blanches, les gonflements douloureux des jointures, les ankiloses ou raideurs articulaires, et les luxations consécutives, auxquelles les bains généraux sont également utiles, je fais journellement usage de la douche avec le plus grand succès. Je puis affirmer qu'il n'existe point de remède plus efficace contre ces différentes maladies, la plupart très-graves et le plus souvent incurables par tous autres moyens, même les plus actifs, tels que le vésicatoire, le moxa et le cautère actuel.

Les gibosités récentes ou déviations de l'épine, les courbures des membres, qu'elles soient le résultat d'une affection essentielle des os ou de la contraction irrégulière des muscles voisins, cèdent bien plus facilement à l'action des douches de vapeurs qu'à l'emploi des corsets ou machines, qui, dans la plupart des cas, non-seulement aggravent la maladie, mais en occasionnent souvent de plus graves.

Il en est de même dans une foule d'affections déterminées par de semblables causes, dans les catarrhes de la muqueuse gastrique, les phlegmasies chroniques du foie ou autre viscère abdominal, quelques douleurs internes, certaines coliques habituelles, dont les retours sont irréguliers ou périodiques, dans la coqueluche, l'asthme, le rhume ou catarrhe pulmonaire.

M. Eynard prescrit aussi les bains de vapeurs dans certaines maladies aiguës. A l'exemple de ce savant et respectable médecin, j'ai fait administrer les bains de vapeurs, et toujours avec succès, dans le début des fièvres muqueuses et de quelques phlegmasies que je suis parvenu à faire avorter par l'usage de ce moyen, dont j'ai également obtenu d'heureux effets à la fin de ces maladies, pour dissiper quelques symptômes fâcheux qui persistent quelquefois long-temps après leur terminaison.

M. Baumers m'a communiqué l'observation d'un de ses malades qu'il m'adressa dans le temps et que je n'eus plus l'occasion de revoir, chez lequel des symptômes graves, survenus à la suite de l'impression subite du froid, se dissipèrent par l'usage des bains de vapeurs. Je regrette de n'avoir pu les employer dans les fièvres intermittentes, la diarrhée, la dyssenterie et autres catarrhes aigus des membranes muqueuses, dans lesquels tout porte à croire qu'ils ne pourraient être que très-avantageux.

Quel moyen plus rationnel que les bains de vapeurs pour prévenir les pleurésies, les péripneumonies ou fluxions de poitrine, les suffocations organiques et autres accidents si promptement mortels, déterminés par une suppression subite de la transpiration, ou plutôt par l'obstacle que le saisissement brusque de la peau oppose au mouvement excentrique, en établissant un mouvement tout-à-fait contraire! Il y a dans ces concentrations refoulement des forces vitales sur les parties profondes, conséquemment embarras, congestion de l'organe sur lequel se dirige le nouvel effort. La nature opprimée ne peut réagir, et bientôt le malade succombe si l'on ne parvient à rétablir le mouvement d'expansion ou du centre à la circonférence, en excitant vivement l'action de l'organe extérieur. Que de victimes on aurait pu soustraire à la mort! Que de jeunes personnes, que d'intéressantes mères de famille feraient encore l'ornement et les charmes de nos sociétés, si on leur eût administré ce puissant secours, le seul, dans ces cas, sur lequel on puisse raisonnablement compter.

Dans la plupart des maladies aiguës, le médecin se propose de modérer les symptômes tels que douleur, tension, chaleur, insomnie, soif, malaise, anxiété, qui entravent la marche de la nature et rendent si souvent ses efforts impuissants. Ne parviendrait-on pas plus aisément à ce but, en associant, au moins dans tous les cas où leur application est possible, aux moyens ordinaires, les vapeurs humides, qui, convenablement administrées, relâchent la peau, modèrent la chaleur, assouplissent les muscles, calment la douleur et procurent le sommeil? En épanouissant l'organe cutané et le tissu sous-jacent, elles produisent une détente générale de tout le système, une sorte de dérivation du dedans au dehors ; elles répartissent également les forces de la vie, le plus souvent surabondantes dans les parties profondes, et préparent ainsi des crises salutaires.

S'il est difficile de révoquer en doute l'efficacité des bains de vapeurs dans les maladies aiguës, à plus forte raison ne peut-on pas contester les avantages extraordinaires qu'on obtient tous les jours de leur usage dans la curation des affections chroniques. Somis, médecin du roi de Sardaigne, observe très-judicieusement que Hippocrate était plus heureux que nous dans le traitement de ces maladies, parce que les bains de vapeurs, aidés des frictions et de l'exercice, étaient presque, avec le régime, les seuls moyens dont il se servait. Les médecins anciens prescrivaient souvent les bains d'étuve, et toujours avec avantage. Quel succès n'auraient-ils pas obtenus, s'ils avaient eu, comme nous, des douches et des bains de vapeurs par encaissement!

Les bains de vapeurs ont une action comparable à la chaleur fébrile, ils appellent les mouvements organiques et les liquides de l'intérieur du corps à la circonférence, et, par conséquent, doivent produire d'excellents effets dans les cas nombreux d'excitations, de phlegmasies internes qui nécessitent cette réaction.

La méthode fumigatoire a triomphé des irritations intermittentes et rémittentes comme des continues. Ce résultat est au moins une nouvelle présomption ajoutée à tant de preuves, que la diversité dans le type n'entraîne pas la différence de nature.

Il est hors de doute que les bains de vapeur sont trop négligés dans nos climats, et que, dans beaucoup de circonstances où l'on emploie des remèdes internes pour provoquer la transpiration, il serait préférable d'avoir recours aux bains de vapeur.

On sait, par exemple, que les fièvres graves et contagieuses ont été souvent arrêtées, dans le début, par une sueur abondante ; or, cet effet ne serait-il pas provoqué plus promptement et avec plus d'intensité par un bain de vapeurs que par tous autres moyens? (*Dictionnaire des Sciences médicales*, article BAIN.)

Il est présumable qu'ici les sudorifiques agissent moins par les sueurs qu'ils provoquent qu'en rétablissant le mouvement excentrique, la principale et peut-être la seule indication qu'on ait à remplir dans ces cas comme dans beaucoup d'autres. Combien les bains de vapeurs leur sont préférables pour déterminer cet effet ! Dans le commencement du 17ᵉ siècle, Hermann-van-der-Heyde proposait de guérir la peste par les sudorifiques. Ce moyen, dit Marcard, serait sans doute préférable à l'usage de la glace, et alors les bains de vapeurs seraient surtout indiqués.

Sanchez traitait les fièvres par les bains de vapeurs et les boissons aigrelettes.

Du Rhumatisme.

Cette maladie que, dans l'espace de trois années seulement, j'ai eu l'occasion d'observer sur plus de huit cents personnes, a dû particulièrement fixer, mon attention. Aussi l'ai-je suivie dans toutes les modifications qu'elle est susceptible de présenter, et me suis-je convaincu qu'il n'en existe point dont les formes soient plus variées, les caractères plus insidieux, et qui, résistant avec le plus d'opiniâtreté aux moyens ordinaires de l'art, nécessite le plus impérieusement les secours de la médecine des vapeurs.

Elle se manifeste à tous les âges; les deux sexes, les divers tempéraments y sont également exposés ; seulement elle est plus tenace, plus rebelle chez les sujets bilieux ou d'un tempérament mélancolique, chez les personnes maigres et d'une constitution débile ; elle attaque avec autant de violence le riche que le pauvre, aucune classe de la société n'en est exempte. Presque tous les tissus de l'économie peuvent en être affectés, mais c'est dans le système synovial, le musculaire et le fibreux, qu'elle fixe plus ordinairement son siége.

Le Rhumatisme est quelquefois aigu, c'est-à-dire avec py-
rexie : c'est ce que l'on appelle fièvre rhumatismale, fièvre ar-
thritique. Mais le plus souvent il est chronique ; alors il ne détermine point de réaction générale, du moins apparente, il
n'existe point de fièvre, ou elle est peu sensible. Tantôt il af-
fecte à la fois une partie considérable du corps, tantôt il n'a son
siége que sur une région du tronc ou des membres. Il se manifeste le plus fréquemment sur les cuisses, les lombes, les épau-
les et les voisinages des articulations. La douleur se fait quelquefois sentir sur plusieurs membres en même temps, mais le plus
souvent elle se borne à une partie plus ou moins circonscrite.
Tantôt il est fixe, tantôt ambulant, et parcourt successivement
tout le corps, ou bien il change de place pour revenir à son premier siége, suivant la direction et le développement plus ou
moins remarquable des symptômes pathologiques. Aucune maladie ne présente plus de variétés relatives aux individus qui en
sont atteints.

Parmi les moyens propres à combattre le rhumastisme, et
dont l'expérience a constaté les avantages, les plus rationnels
sont sans contredit ceux qui appellent à l'extérieur, qui déterminent un mouvement excentrique ou du dedans au dehors, et
cela, soit pour éviter les métastases ou déplacements du rhumatisme, qui a une singulière tendance à se porter sur les organes profondément situés, soit pour stimuler la peau, régula-
riser ses fonctions, dont le trouble est le plus souvent la cause
de la maladie, ou bien encore pour provoquer la sueur ou quelque éruption cutanée, de toutes les terminaisons critiques du
rhumatisme la plus naturelle et la plus salutaire. Les bains et les
douches de vapeurs étant de tous les moyens ceux à l'aide desquels on obtient le plus commodément et le plus sûrement ces
effets, sont conséquemment aussi ceux qu'on doit opposer avec
le plus de succès au rhumatisme.

L'usage des vapeurs, dans le traitement du rhumatisme, re-
monte à une époque très-reculée. Bien long-temps avant qu'on
ne connût les bains par encaissement, on soumettait lesmalades

atteints de douleurs à l'action des fumigations générales ou bains d'étuves. En Russie, en Finlande, en Angleterre, dans une grande partie de l'Allemagne , de la Suisse , de l'Italie , et notamment à Naples, pour ne parler que de l'Europe, on a exclusivement adopté cette méthode. On lit dans l'Encyclopédie méthodique la description de l'établissement des bains de vapeurs élevé dans l'hôpital de Nottingham pour le traitement des affections rhumatismales. Ténon , Claude , de Strasbourg, MM. Tryaire et Jurine, ont imaginé dans le même but des appareils plus ou moins ingénieux. Dans ces derniers temps , tous ceux qui se sont occupés des bains de vapeurs et d'en perfectionner l'administration , ainsi que tous les médecins qui en savent apprécier les effets , placent le rhumatisme dans le nombre des maladies auxquelles ce genre de secours est plus spécialement approprié.

L'emploi des vapeurs , surtout dans la maladie dont il s'agit , exige, de la part de celui qui le dirige, une connaissance exacte de ce moyen thérapeutique et des nombreuses modifications dont il est susceptible. Dans plusieurs cas , en apparence semblables , les mêmes secours administrés de la même manière n'auront pas toujours les mêmes résultats.

On obtient le plus souvent , des vapeurs employées seules et méthodiquement dirigées , les résultats qu'on se promettait de leur usage ; mais il arrive quelquefois aussi qu'on est obligé de leur associer quelques moyens auxiliaires plus ou moins énergiques , qui ajoutent à leur action ou la modifient et la rendent plus efficace.

MALADIES VÉNÉRIENNES.

Des Fumigations mercurielles.

Si le mercure guérit les maladies vénériennes par une propriété qui nous est inconnue , il est indubitable que quelquesunes cèdent à l'usage , sagement combiné , de sudorifiques qui n'agissent point comme spécifiques , mais bien en provoquant la sueur. Pour déterminer cet effet , aucun moyen ne peut être comparé aux bains de vapeurs, à l'usage desquels Timony attribue la rareté de ces affections et la bénignité de leurs symptômes dans l'Orient.

On les emploie, dans le traitement de ces maladies, comme auxiliaires ou comme principal remède.

Dans le premier cas, on peut les administrer seuls, comme préparatoires, ou bien concurremment avec le mercure à l'intérieur. J'ai vu plusieurs fois ce dernier agir avec beaucoup d'efficacité et de promptitude, après ou pendant l'administration des bains de vapeurs, dans des maladies anciennes qui avaient jusqu'alors opiniâtrément résisté à son usage. A la suite de certains traitements anti-siphilitiques dans lesquels, après avoir administré une quantité plus que suffisante de mercure par les méthodes usitées, les symptômes existaient encore, s'étaient pour ainsi dire localisés, et même où le principe vénérien semblait n'être pas encore éteint, j'ai employé les bains de vapeurs ordinaires avec un succès remarquable, et, sans autre secours, je suis bientôt parvenu à rendre les malades à la santé. Ils diminuent constamment la violence de la maladie, en régularisent la marche et en abrègent la durée.

Lorsqu'on les emploie comme moyen principal ou unique remède, on administre alors les fumigations mercurielles. L'expérience, qui seule a le droit de réclamer contre les méthodes thérapeutiques ou de décider en leur faveur, a depuis long-temps constaté les avantages du mercure en vapeurs dans le traitement de la siphilis.

Dès l'apparition de la vérole en Europe, sur la fin du cinquième siècle, on lui opposa les parfums ordinaires, dont l'usage était alors généralement répandu. Mais le peu de succès qu'on en obtint, et l'analogie qu'on crut remarquer entre cette maladie et quelques affections cutanées qu'on guérissait par les fumigations mercurielles, conduisirent à diriger contre elle le même moyen, qui devint ainsi la première méthode anti-siphilitique. On n'en aurait probablement jamais connu d'autres, si, dès ces temps reculés, on eût eu, comme aujourd'hui, des appareils fumigatoires qui ne laissent rien à désirer. Mais, des divers procédés qu'on employait alors, et qui consistaient à placer le malade sous une sorte de tente ou dans une étuve , et à jeter sur un réchaud rempli de charbons ardents la matière de la fumigation, résultaient tant et de si graves inconvénients , qu'on fut obligé de substituer à cette méthode celle des frictions , qui furent pratiquées dans le principe d'une manière si défectueuse, qu'elles n'exposaient pas à de moindres dangers.

On chercha ailleurs un autre spécifique contre la maladie vénérienne, et l'on crut l'avoir trouvé dans les bois sudorifiques ; mais l'expérience les plaça bientôt au simple rang d'auxiliaires, qu'ils ont conservé jusqu'à ce jour , bien que l'on doive à leur action seule des cures remarquables. Il fallut revenir à l'usage du mercure, qu'on essaya d'administrer à l'intérieur, et l'on eut une troisième méthode anti-siphilitique bien plus dangereuse encore que les deux premières.

Les frictions furent enfin administrées plus méthodiquement, et par conséquent avec plus de succès , tandis qu'on fit de vains efforts pour perfectionner le mode d'administration des vapeurs mercurielles, dont on appréciait cependant trop les avantages pour les abandonner tout-à-fait. Aussi, pendant le long espace de trois siècles , est-on revenu un grand nombre de fois à leur usage, que le défaut de soin qu'on apportait à leur emploi et la défectuosité des machines fumigatoires forçaient bientôt d'abandonner encore.

Sur la fin du dernier siècle, elles furent employées avec le plus grand succès par Lallouette , docteur-régent de la faculté de médecine de Paris , qui a publié, dans un ouvrage imprimé par ordre du roi , une foule d'observations de maladies vénériennes rebelles à tous les autres moyens et guéries par cette méthode. Il y a joint d'excellents préceptes et les meilleures règles qu'on ait encore prescrites sur son usage. Lallouette a dû ses prodigieux succès, non à son appareil, qui, bien que supérieur à celui des anciens, était encore très-imparfait, mais aux soins , aux attentions qu'il apportait à l'administration des vapeurs, qu'il dirigeait lui-même, et aux préparations dont il les dégageait, qui n'avaient aucun des inconvénients de celles qu'on employait jusqu'alors.

Quels succès ne devons-nous pas obtenir des vapeurs mercurielles dans le traitement des maladies vénériennes, aujourd'hui que nous possédons, pour les administrer, des moyens aussi sûrs que commodes, et que l'expérience d'autrui, jointe à celle que nous avons acquise pendant un certain nombre d'années, nous a enfin tracé la meilleure marche à suivre dans leur emploi !

Les fumigations mercurielles provoquent avec une extrême facilité les deux effets sans lesquels on ne peut guérir la vérole : l'absorption du mercure et la sueur. Elles ne nécessitent ni n'excluent pas, au moins le plus souvent, l'emploi des moyens auxiliaires. On peut en faire usage avec la plus grande innocuité dans toutes les saisons de l'année, sans exiger aucune précaution, aucun soin particulier, hors le temps destiné à leur administration. Loin d'affaiblir le malade, ses forces s'accroissent sous l'influence de la méthode fumigatoire, qu'on peut employer sans interruption jusqu'à extinction parfaite de tous les symptômes. Cette méthode est la seule à laquelle on puisse recourir sans danger chez les femmes enceintes, les nourrices et les enfants. Elle offre encore aux malades la facilité de dérober à tout le monde la connaissance de leur position, tandis que, par les autres traitements, ils sont toujours obligés de mettre un plus ou moins grand nombre de personnes dans leur confidence Que d'inconvénients, que de troubles, que de divisions dans les familles on peut éviter par l'emploi des fumigations mercurielles !

S'il existe un préservatif contre la vérole, c'est dans les fumigations mercurielles qu'on doit le trouver. Mais, si je n'ai point un nombre suffisant d'observations pour constater cette propriété du mercure en vapeurs, que le raisonnement ne peut se dispenser d'admettre, je suis bien convaincu que son usage, immédiatement ou bientôt après l'infection, doit en annuler les effets ; car comment présumer que, dans la plus grande divisibilité possible , dans l'état le plus favorable à l'absorption , et appliqué à la fois à toute l'étendue de la peau; comment présumer, dis-je , que son action ne soit pas suffisante pour s'opposer aux progrès de la contagion, et même pour détruire le principe du mal qui n'a point encore jeté de profondes racines.

Je pense donc qu'on s'opposera, non-seulement au développement de la maladie , mais encore qu'on en tarira la source par l'usage de quelques fumigations mercurielles après l'infection.

Il serait encore à propos d'y recourir après ces rapprochements suspects, à la suite desquels on ne peut se défendre d'un sentiment de crainte et d'inquiétude , quelquefois plus pénible que le mal qu'on appréhende.

Parallèle entre les fumigations mercurielles et les autres méthodes anti-siphilitiques.

Comme il me serait impossible de réunir dans ce paragraphe tous les avantages qu'offre cette méthode , sans m'exposer à de nombreuses répétitions , je me bornerai, afin d'établir sa grande supériorité sur les deux autres, à les comparer entr'elles.

Immédiatement après la fumigation, le malade peut, sans aucun risque , se livrer à ses occupations ordinaires. Les froids de l'hiver, les chaleurs de l'été n'apportent aucun obstacle à sa guérison ; il peut impunément s'exposer à l'action de l'air, ce qui occasionnerait des accidents graves pendant le cours du traitement par les frictions. La douce température à laquelle s'administre la fumigation, place la peau dans les conditions les plus favorables à l'absorption ; le mercure, sous forme de vapeurs et sans aucun mélange qui puisse altérer son action, se répand également sur toute la surface du corps, et s'introduit par tous les pores cutanés à la fois, pénètre facilement dans les vaisseaux lymphatiques, et de là dans toute la masse du sang. Sur la fin de la fumigation, en élevant la température, on provoque une sueur plus ou moins abondante; tandis que, par les frictions, la peau, exposée à l'action de l'air, est toujours plus ou moins contractée , les pores se resserrent, le mercure est uni à un corps gras, ce qui nuit toujours plus ou moins à l'absorption dont une partie très-limitée de la peau est chargée. Ce tissu s'irrite souvent ; de là des érysipèles, certaines éruptions, ou autres accidents plus ou moins graves ; aussi se garde-t-on bien de frictionner les parties les plus sensibles, telles que le cou, la poitrine et le ventre. Si les bains liquides sont jugés indispensables, le malade peut, le même jour, se baigner et prendre la fumigation, ce qui ne peut se faire dans la méthode par les frictions, car alors, l'onguent dont la peau est enduite s'oppose à l'effet du bain. Le mercure en frictions détermine fréquemment d'abondantes et dangereuses salivations ; mais, administré sous forme de vapeurs, cet accident a très-rarement lieu, ce que l'on doit attribuer, non-seulement à la sueur plus ou moins abondante que l'on provoque à volonté, après chaque fumigation, en élevant la température à laquelle se trouve le malade, mais encore à la dérivation qu'ils opèrent. Je n'ai vu que trois fois la salivation survenir pendant l'usage des fumigations mercurielles, elle fut de très-courte durée, et céda bientôt à l'action sudorifique et révulsive des bains de vapeurs ordinaires.

Je pourrais me dispenser de parler des inconvénients attachés à l'administration intérieure du mercure, car personne n'ignore à combien de dangers cette méthode expose les malades, ceux même qui sont dirigés par des médecins habiles. Que d'accidents graves n'occasionne-t-elle pas tous les jours entre des mains inexpérimentées, et surtout employée par ces charlatans déhontés qui, par le plus déplorable abus, se livrent publiquement au traitement des maladies vénériennes, au mépris des lois et sous les yeux de l'autorité qui semble les tolérer par son silence, et ont ainsi usurpé cette partie du domaine de l'art !

Les diverses préparations mercurielles, et notamment le sublimé, déterminent souvent, quelque soin qu'on apporte à leur administration, un développement remarquable de la sensibilité de l'estomac, inflammation, resserrement, contraction, engorgement du pylore, enfin une foule d'accidents plus ou moins graves, qui se manifestent beaucoup trop souvent à la suite des

traitements anti-siphilitiques ordinaires. Quelle foule de désor-
dres l'ouverture des corps ne nous découvre-t-elle pas sur les ca
davres de personnes qui y succombent !

A juger de l'effet du sublimé dans l'estomac, même très-
étendu, par l'action qu'il exerce sur les parties extérieures qu'il
corrode et détruit promptement, quel est le praticien prudent
qui ne l'administrera pas avec des craintes fondées ? Les autres
préparations mercurielles sont moins dangereuses, il est vrai,
mais elles ne laissent pas de produire souvent des accidents fâcheux, soit par leur action irritante, par l'imprudence des malades ou l'impéritie de ceux qui en dirigent l'emploi. Elles ont
encore le grand inconvénient de pallier la maladie, d'ébaucher le
traitement, et conséquemment de laisser le malade dans une
fausse sécurité sur son état ; de là ces véroles masquées qui dé-
génèrent en d'autres maladies souvent incurables, et que l'on ne
connaît que depuis l'usage du mercure à l'intérieur.